DESISTIR
PODE SER A
MELHOR
OPÇÃO?

CLÁUDIA LAGO

DESISTIR PODE SER A MELHOR OPÇÃO?

Descubra seu verdadeiro propósito e saiba quando parar e mudar seu alvo

lura

Copyright © 2022 por Cláudia Lago
Todos os direitos reservados.

Gerente Editorial
Roger Conovalov

Diagramação
André Barbosa

Capa
Lura Editorial

Revisão
Alessandro de Paula
Carla Romanelli

Impressão
PSi7

Todos os direitos reservados. Impresso no Brasil.
Nenhuma parte deste livro pode ser utilizada, reproduzida ou armazenada em qualquer forma ou meio, seja mecânico ou eletrônico, fotocópia, gravação etc., sem a permissão por escrito da autora.

DADOS INTERNACIONAIS DE CATALOGAÇÃO NA PUBLICAÇÃO (CIP)
(Câmara Brasileira do Livro, SP, Brasil)

Lago, Cláudia
    Desistir pode ser a melhor opção? / Cláudia Lago. -- 1. ed. -- São Caetano do Sul, SP : Lura Editorial, 2022.
    96 p.

    ISBN 978-65-80430-67-3

    1. Auto-ajuda   2. Desenvolvimento pessoal   I. Editorial, Lura.

CDD: 158.2

Elaborada por Bibliotecária Janaina Ramos – CRB-8/9166

[2022]
Lura Editorial
Rua Manoel Coelho, 500, sala 710, Centro
09510-111 - São Paulo - SP - Brasil
www.luraeditorial.com.br

PREFÁCIO

A persistência tem sido uma das características mais incentivadas através das mensagens divulgadas em livros, revistas, rádios, emissoras de televisão e redes sociais. Diariamente, os meios de comunicação apresentam, em sua programação, escritores, palestrantes e líderes espirituais de diversos credos, incentivando às pessoas a perseverarem em seus propósitos.

Sem sombra de dúvida, a busca pelo sucesso, a partir da persistência e da perseverança, tem sido a maior estratégia utilizada pela humanidade, principalmente pelas pessoas empreendedoras. Nesse contexto, por mais que não queiramos admitir, surge a necessidade de chamarmos a atenção da sociedade para um fator importantíssimo e também bastante delicado: a desistência pode ser, em alguns casos, apenas uma primeira fase para a obtenção de um grande êxito.

Essa afirmação se consolida de maneira mais evidente, quando nos possibilitamos a oportunidade de diferenciar a essência literária de duas palavras: persistência e teimosia. Outro aspecto que não deve ser desprezado é: conscientizar-se de que ter sucesso na vida representa a capacidade de atender suas próprias aspirações e não as aspirações de terceiros, por mais que eles sejam importantes em nossa vida. Por esse motivo, devemos perceber que a cada um de nós foi dado o livre-arbítrio para decidirmos o caminho que desejamos trilhar.

Só mesmo o indivíduo tem o poder de decidir se deve ou não continuar tentando alcançar determinado propósito, ou se deve desistir, mudando de opinião, foco e intenção, pois à medida que o tempo passa, as coisas se transformam, e as nossas aspirações vão se atualizando. À vista disso, devemos ter o cuidado e o compromisso de não abdicarmos da liberdade de escolha que nos foi "imposta", no bom sentido, pelo Criador.

Além da existência, um dos melhores presentes que o homem recebeu de Deus foi a liberdade de escolha e a capacidade para decidir sobre sua própria vida.

É lamentável que muitos de nós nos deixemos levar pela frase: *"Um vencedor não desiste nunca"*. Em razão disso, nós nos tornamos obstinados, inflexíveis, relutantes e, sem percebermos, insistimos no erro durante uma boa parte do pouco tempo que passamos na Terra, realizando projetos que não foram por nós idealizados ou que, apesar de terem sido idealizados, já não fazem mais parte dos nossos anseios.

Abdicamos de nossos propósitos e de nossas convicções para não desagradarmos aos outros, mesmo estando conscientes de que a nossa persistência não tem nos levado a lugar algum.

Se você se encontra preso numa cadeia mental, cheio de culpa, insatisfação, medo e complexo de inferioridade; tenta adaptar-se a uma realidade que não é a sua; insiste numa profissão para qual não tem vocação; mantém um relacionamento desgastado, só para mostrar que tem uma companhia, mas vivendo a angústia de sentir solidão a dois; priva-se de assumir posições e atitudes, contrárias àquelas que tem praticado, por medo de decepcionar as pessoas que fazem parte do seu grupo. Liberte-se! Chegou a hora de buscar novas possibilidades e estratégias, abrir mão dessas práticas desconfortáveis e dar início a uma nova vida, alicerçada em projetos e sonhos idealizados por você, mas que tem à frente o grande administrador do Universo.

Saiba que a vitória vem de Deus. Só Ele concede os dons, só Ele tem condição para orientá-lo. À medida que essa consciência se fortalece, você passa a ter ânimo para descobrir os meios necessários que lhe farão alcançar seus objetivos. Com sabedoria e bom-senso, as oportunidades serão vistas. Portanto, antes de tomar qualquer atitude, atente-se para um detalhe imprescindível e ensinado no Novo Testamento:

"Cada um tenha opinião bem definida em sua própria mente."

ROM. 14:5

É preciso visualizar claramente o que se deseja alcançar, traçar uma meta, ter coragem, determinação e muita fé para superar as dificuldades e críticas, além dos obstáculos encontrados durante a caminhada. Não poupe esforços, nem espere pelos outros, siga seu caminho, olhando para frente; cultive a paciência, a humildade e, ao mesmo tempo, seja dotado de brio, seja ilustre. Quando as coisas estiverem dando certo, seja humilde; quando fracassar, seja altivo. Se for necessário estudar, estude; se for necessário trabalhar dobrado, trabalhe. Às vezes, é indispensável abrir mão de relacionamentos, status social, mas não se preocupe, pois certamente Deus, o Espírito Criador do Universo, abrirá as portas necessárias para a concretização dos seus novos planos e sonhos.

> Eu irei adiante de ti, e endireitarei os caminhos tortuosos; quebrarei as portas de bronze, e despedaçarei os ferrolhos de ferro. Dar-te-ei os tesouros escondidos, e as riquezas encobertas, para que saibas que eu sou o Senhor, o Deus de Israel, que te chama pelo teu nome.
>
> **ISA. 45:2,3**

A partir dessa nova maneira de enxergar o mundo, seguro dos seus novos ideais, da nova vida que pretende levar, consciente de que o indivíduo tem condição de compor e protagonizar sua própria história, valerá a pena colocar em prática os ensinamentos dos líderes religiosos, dos palestrantes e escritores, no que se refere à questão da persistência.

No entanto lembre-se: ser bem-sucedido, antes de tudo, é viver de acordo com seus próprios anseios e, para que isso aconteça, às vezes é preciso desistir e reformular a própria vida.

A AUTORA

SUMÁRIO

Capítulo 1 - Desistir Pode Ser a Melhor Opção? 13

Capítulo 2 - O Desejo Imoderado de Agradar 31

Capítulo 3 - A Busca pelo Prazer Individual e Imediato . . 51

Capítulo 4 - A Ocasião Apropriada para
a Realização dos Seus Propósitos 67

Capítulo 5 - Obstáculos a Serem Vencidos Através da Fé . . 85

> "ENTREGA O TEU CAMINHO AO SENHOR; CONFIA NELE E ELE TUDO FARÁ."
>
> Salmo 37:5

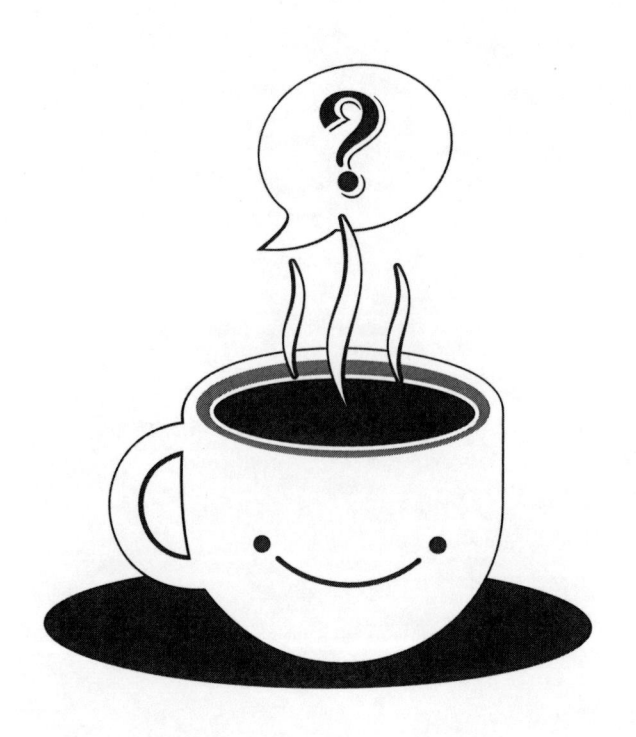

I CAPÍTULO

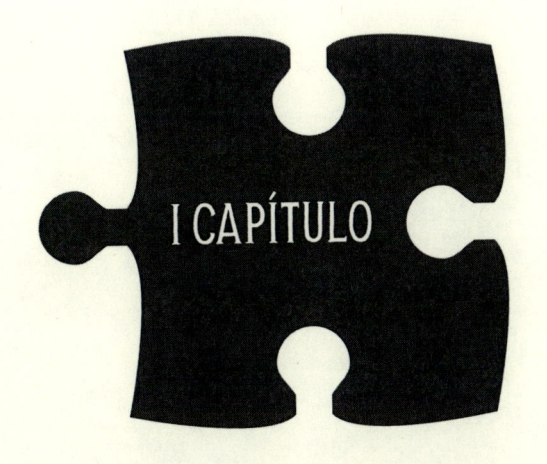

DESISTIR PODE SER A MELHOR OPÇÃO?

Bom-senso é uma das particularidades mais valorosas no ser humano e está presente na vida de todo indivíduo que alcançou o sucesso. Possuir essa delicadeza de sentimentos é imprescindível para perceber e decidir qual o momento certo e quais atitudes devem ser tomadas para se obter um bom êxito.

Analisar as condições favoráveis para a realização de um projeto é primordial para alcançar a vitória. Determinados momentos, porém, estimulam que uma voz interior surja no âmago e seja capaz de direcionar, naquele exato momento ou diante de determinada situação, o indivíduo para continuar perseguindo aquilo que foi proposto, ou se ele deve simplesmente desistir. Tais momentos muitas vezes não permitem perceber, através dos órgãos sensoriais, qual o resultado de algumas ações, talvez pelo fato delas dependerem do sentimento de outras pessoas.

O grande impasse é que, às vezes, a voz que ouvimos no fundo da nossa alma nos diz que chegou o momento de parar, recuar, abrir mão de algo ou mudar de objetivo, devido às condições desfavoráveis.

Entretanto, qual será a sensação de ter que abandonar algo que já foi quase conquistado, deixar pela metade, parar no meio do caminho ou até mesmo ter que mudar de opinião?

Será Fracasso ou Questão de Bom-senso?

Se analisarmos as palavras destacadas abaixo, certamente teremos mais condições para responder às perguntas formuladas anteriormente.

Segundo o "Dicionário Aurélio da Língua Portuguesa" (1975), desistir e fracassar tem significados opostos:

Desistir - não prosseguir num intento, renunciar; abrir mão.
Fracassar - despedaçar com estrépito, falhar, malograr-se.

Para a maioria das pessoas, mudar de plano ou abrir mão de um intento tem o mesmo significado que "fracasso". Ao ouvirmos as palavras "fracasso" e "desistência", ocorre um paralelo tênue, mas quando analisamos o significado de cada uma, separadamente, somos capazes de desvendar a grande diferença.

Acredito que esse seja o motivo que leva milhares e milhares de pessoas, pertencentes às mais variadas culturas, a optarem por permanecerem insatisfeitas, a terem que optar pela desistência, passando a fazer aquilo que realmente lhes agrada.

Portanto, para que fique ainda mais clara a distinção entre "fracasso" e "desistência", saiba que a palavra "malograr" é sinônima de "frustração".

Somente quando analisamos profundamente a vivência de quem leva a vida fazendo o que lhe é imposto por terceiros é que reconhecemos a presença da frustração ou do fracasso.

Notamos também que falta coragem a essas pessoas para desistirem da vida que levam, dando início a uma nova história.

No subconsciente delas, há uma frase formulada: "Não posso decepcionar", mesmo que isso signifique comprometer sua própria felicidade.

Outro fator diz respeito às pessoas que não estão acostumadas ao êxito.

Vale ressaltar que, para atingirem o sucesso pessoal, muitas delas terão que abrir mão do status, do poder econômico, dos relacionamentos afetivos, dos vícios, do apego. Para isso acontecer, cá entre nós, é preciso muita ousadia.

Numa época em que a competição, a busca pela superação e, consequentemente, a aquisição de bens materiais têm sido o grande foco da humanidade, falar em desistência pode parecer loucura, principalmente quando as Sagradas Escrituras são utilizadas para exemplificarem que cada um de nós deve, antes de qualquer coisa, descobrir e valorizar seu verdadeiro dom para prosseguir num caminho de vitória.

No livro "Provérbios 2", escrito pelo rei Salomão, encontramos o ensinamento que nos dá a resposta que tanto necessitamos:

> Meu filho, se você aceitar as minhas palavras e guardar no coração os meus mandamentos; Se der ouvidos à sabedoria e inclinar o coração para o discernimento; Se clamar por entendimento e por discernimento gritar bem alto; Se procurar a sabedoria como se procura a prata e buscá-la como quem busca um tesouro escondido, então você entenderá o que é temer ao Senhor e achará o conhecimento de Deus. Pois o Senhor é quem dá sabedoria; De sua boca procedem o conhecimento e o entendimento. Ele reserva a sensatez para o justo; Como um escudo protege quem anda com integridade; pois guarda a vereda do justo e protege o caminho dos seus fieis. Então você entenderá o que é justo, direito, e certo e entenderá os caminhos do bem. Pois à sabedoria entrará em seu coração, e o conhecimento será agradável à sua alma. O bom-senso o guardará, e o discernimento o protegerá.
>
> **PV. 2:1-11**

O bom-senso nos protege das ações capazes de nos trazer malefícios, como o prejuízo, as atribulações, o arrependimento etc. Quando se tem discernimento e sabedoria, as atitudes tomadas correspondem à prudência, à perspicácia e nos conduzem ao êxito.

Um fato nos chama atenção: ter bom-senso não significa colocar em prática algo que nos foi ensinado na escola. Adquirimos bom-senso através dos ensinamentos bíblicos, dos livros e revistas escritos por autores iluminados e através da observação cautelosa sobre a bibliografia de homens e mulheres que atingiram o sucesso na vida. Enfim, através do conselho dos sábios, que nos conduzem ao encontro com a ética superior, fazendo emanar uma sensação de equilíbrio que, por sua vez, nos direciona à atitude que deve ser tomada e ao momento certo para agirmos.

Quem possui esse equilíbrio, tratado nas primeiras linhas deste capítulo como "delicadeza de sentimentos", é capaz de discernir e, consequentemente, desistir de algo sem se deixar levar pela sensação de derrota.

O importante mesmo é lembrar que Deus pode nos direcionar para o sucesso conquistado a partir das decisões corretas. A sabedoria de Deus é sussurrada no ouvido como a voz da intuição. Isso é o que Ele nos assegura:

> Instruir-te-ei e ensinar-te-ei o caminho que deves seguir; guiar-te-ei com os meus olhos.
>
> Não sejais como o cavalo, nem como a mula, que não têm entendimento, cuja boca precisa de cabresto e freio, para que não se atirem a ti.
>
> **SALM. 32:8 A 9**

Por esse motivo, devemos recorrer ao Divino em busca da sabedoria. Dessa maneira, poderemos conquistar uma vida agradável, abundante, capaz de proporcionar bem-estar a nós mesmos e também aos que torcem pelo nosso sucesso. Antes, porém, é necessário saber que ser bem-sucedido não significa agradar aos outros, ter vários fãs e/ou seguidores e estar na mídia.

Quando estamos atentos ao "sussurro" de Deus, conseguimos perceber questões relativas à desistência e presentes de maneira implícita em ensinamentos utilizados, justamente, por personalidades que nunca admitem que a desistência possa ser a melhor solução.

No Novo Testamento, encontramos uma parábola bastante conhecida no meio religioso. Ela nos ensina sobre a necessidade de perseverar na oração. De maneira bastante interessante, o Senhor Jesus nos orienta a conquistar os nossos objetivos. Observe com atenção o seguinte texto:

> Então Jesus contou aos seus discípulos uma parábola, para mostra-lhes que eles deviam orar sempre e nunca desanimar. Ele disse: Em certa cidade havia um juiz que não temia a Deus nem se importava com os homens. E havia naquela cidade uma viúva que se dirigia continuamente a ele, suplicando-lhe: "Faze-me justiça contra o meu adversário". Por algum tempo ele se recusou. Mas finalmente disse a si mesmo: "Embora eu não tema a Deus e nem me importe com os homens, esta

viúva está me aborrecendo; Vou fazer-lhe justiça para que ela não venha mais me importunar."

LC. 18:1-8

Durante muitos anos, ouvi e li essa parábola, mas somente quando pedi sabedoria a Deus, encontrei condição de ouvir o seu sussurro, o que me fez escrever esta obra.

Primeiramente, percebi que existem vários títulos em traduções diferentes acerca do mesmo capítulo.

Na tradução feita pela editora Living Stream Ministry, encontramos o seguinte título: "Ensina Acerca da Oração Persistente"; na tradução de Bruno Destefani (1973), o título é "A Parábola da Viúva Persistente"; a versão de João Ferreira de Almeida (1628 – 1691) apresenta o título, referente ao livro do apóstolo Lucas, sob o título: "A Parábola do Juiz Iníquo".

Justamente a partir da tradução de Almeida que eu pude identificar, nos versículos quatro e cinco (Lc. 18:4-5), que o êxito da viúva, e consequentemente do próprio juiz, veio a ser concretizado, já que o bom-senso do juiz foi aflorado, proporcionando a ele próprio um alívio por abrir mão de sua iniquidade e de sua postura imperativa. Se o juiz não desistisse de sua rigidez, do comportamento austero e atroz, a viúva não teria logrado o sucesso na referida questão judicial.

Fica evidente, então, que a desistência do magistrado foi o ponto crucial para o sucesso da requerente. À vista disso, compreendemos que a oração da viúva era para que houvesse uma mudança no comportamento daquela autoridade que, pelo fato de não conhecer Deus, agia de maneira imprópria e injusta.

A instrução que me foi dada, trouxe-me discernimento para usar o meu bom-senso e descobrir, numa parábola que fala sobre insistência e perseverança, que desistir não tem o mesmo significado que fracassar, levando-se em consideração a nova postura do magistrado.

Foi a partir dessa experiência que eu tive coragem para, numa época em que os livros mais vendidos no mercado falam sobre a necessidade de sempre continuar e nunca desistir, escrever justamente o oposto.

É muito importante chamar a atenção para um detalhe que pode parecer paradoxal, no entanto o real objetivo desse livro não é fazer com que você desista dos seus sonhos, pelo contrário, a verdadeira missão, aqui abordada, é fazer com que seus desejos e planos sejam aflorados e colocados em prática, desde que eles venham lhe proporcionar satisfação pessoal. Na maioria das vezes, para que isso aconteça, é necessário que deixemos de lado imposições advindas dos familiares e do grupo social no qual estamos inseridos. Libertar-se das cobranças alheias é a única forma de retornar a sua verdadeira essência, e a verdadeira essência do homem é divina. Sendo assim, persistir na oração é válido, conforme nos ensina Jesus, mas desistir de alguns estigmas poderá fazer a diferença.

Leve em consideração os personagens da parábola apresentada e descubra qual é o papel que você está ocupando: de viúva, tendo que persistir no mesmo propósito; ou de juiz, tendo que abrir mão de certos comportamentos.

Rever nossas ações, sentimentos e desejos nos faz avaliar o bem ou o mal que estamos causando a nós mesmos e que, consequentemente, atingirá outras pessoas.

Vejamos agora um dos maiores exemplos de mudança de vida encontrado no livro "Atos dos Apóstolos".

No Capítulo nove, podemos encontrar um acontecimento marcante que mudou para sempre a história de um homem e, mais tarde, de toda humanidade.

A trajetória de Saulo de Tarso, um romano cruel, temido pelos judeus e que, após ter um encontro com o Senhor Jesus, acabou desistindo de todos os seus planos, antes pautados em ódio, perseguição e descrença.

Embora Saulo fosse visto como um dos homens mais inteligentes e mais bem-preparados da cidade de Tarso, ao se encontrar com o Senhor Jesus, percebeu que seus planos já não correspondiam a sua nova maneira de ser.

O caráter é nato. No momento que o espermatozoide fecunda o óvulo, dando origem ao zigoto, o caráter é estabelecido.

Entretanto, do ponto de vista espiritual, existe a possibilidade da mudança de conduta. É justamente a partir do encontro com o Altíssimo que ocorre essa transformação na vida de Saulo.

A Conversão de Saulo no Caminho de Damasco

E Saulo, respirando ainda ameaças e mortes contra os discípulos do Senhor, dirigiu-se ao sumo sacerdote e pediu-lhe cartas para Damasco, para as sinagogas, a fim de que se encontrasse alguns daquela seita, quer homens, quer mulheres, os conduzisse presos a Jerusalém. E indo no caminho, aconteceu que chegaram perto de Damasco, subitamente o cercou um resplendor de luz do céu. E caindo na terra, ouviu uma voz que lhe dizia: "Saulo, Saulo, por que me persegues?" E ele disse: "Quem és, Senhor?" E disse o Senhor: "Eu sou Jesus, a quem tu persegues. Duro é para ti recalcitrar contra os aguilhões." E ele, tremendo e atônito disse: "Senhor, que queres que faça?" E disse-lhe o Senhor: "Levanta-te e entra na cidade, e já te será dito o que te convém fazer." E os varões, que iam com ele, pararam espantados, ouvindo a voz, mas não vendo ninguém. E Saulo levantou-se da terra e, abrindo os olhos, não viu a ninguém. E, guiando-o pela mão, o conduziram a Damasco. E, esteve três dias sem ver, e não comeu, nem bebeu. E havia em Damasco um certo discípulo chamado Ananias. E disse-lhe o Senhor em visão: "Ananias!" E ele respondeu: "Eis-me aqui, Senhor!" E disse-lhe o Senhor: "Levanta-te e vai à rua chamada Direita, e pergunta em casa de Judas por um homem de Tarso chamado Saulo; pois eis que ele está orando; e numa visão ele viu que entrava um homem chamado Ananias e punha sobre ele a mão, para que tornasse a ver. E respondeu Ananias: "Senhor, de muitos ouvi acerca desse homem, quantos males tem feito a seus homens em Jerusalém; e aqui tem poder dos principais dos sacerdotes para prender a todos que invocam o teu nome." Disse-lhe, porém, o Senhor: "Vai, porque ele é para mim um vaso escolhido para levar o meu nome diante dos gentios, e dos reis, e dos filhos de Israel. E eu lhe mostrarei quanto irá padecer pelo meu nome." E Ananias foi, e entrou na casa, e impondo-lhes as mãos disse: "Irmão Saulo, o Senhor Jesus, que te apareceu no caminho por onde vinhas, me enviou, para que tornes a ver e sejas cheio do Espírito Santo." E logo lhe caíram dos olhos como que umas escamas, e recuperou a vista; e, levantando-se, foi batizado. E tendo comido, ficou confortado. E esteve Saulo alguns dias com os discípulos que estavam em Damasco. E logo na sinagoga, pregava a Jesus, que esse era o Filho de Deus. Todos os que o ouviam estavam atônitos e diziam: "Não é este o que em Jerusalém perseguia os que invocavam este nome e para isso veio aqui, para os levar presos aos principais dos sacerdotes?"

AT. 9:1-21

Saulo se destacava por possuir um caráter forte, além da inteligência acima da média. Aluno de Gamaliel, doutor da lei, sua capacidade intelectual, bem como sua autenticidade, era conhecida em diversas cidades. A perseguição aos judeus era sua função primordial. O primeiro versículo refere-se ao fato de Saulo ter participado do apedrejamento de Estêvão. Embora possuísse o poder de interferir na morte do discípulo, preferiu vê-lo sucumbir.

Ainda que o plano de Saulo fosse continuar perseguindo e prendendo os discípulos, os planos de Jesus na vida de Saulo eram completamente diferentes.

Mais que um sussurro, Saulo ouviu literalmente a própria voz de Jesus. É valido ressaltar que o encontro de Saulo com Jesus ocorreu justamente no caminho e não antes de iniciar a caminhada. Acredito que esse cenário explicita que a constatação da desistência só é possível quando já se está desenvolvendo um pensamento ou uma ação. Nesse caso, Saulo já tinha uma tarefa projetada: viajar até a cidade de Damasco para perseguir e prender os judeus.

Outro ponto importante a ser considerado é que tanto o sumo sacerdote, autoridade superior a Saulo, como os homens que o acompanhavam serviriam de empecilho para ele voltar atrás. Todavia, quando o encontro com Deus é verdadeiro, não há quem segure ou adie essa transformação.

O terceiro aspecto abordado no versículo oito do referido capítulo, e que nos leva a acreditar que devemos retornar a nossa essência, foi o fato de Saulo ter ficado cego por um período de três dias, o que lhe fez olhar para dentro de si mesmo e perceber a voz interior que nos fala sobre a unicidade humana.

A introspecção lhe propiciou a condição de ver o que iria acontecer antes mesmo do tempo real, isso significa que a ele foi dado o dom da visão, conforme mostra os versículos 11 e 12: "[...] pois eis que ele está orando e numa visão ele viu que entrava um homem chamado Ananias e punha sobre ele a mão, para que voltasse a ver."

Não se surpreenda quando Deus lhe mostrar qual é o seu dom genuíno, visto que Ele utiliza as mais variadas maneiras de nos revelar a nossa real missão.

Outro ponto relevante nessa história é revelado nos versículos 13, 14 e 15, quando Jesus, ao ser questionado por Ananias acerca do caráter de Saulo, explica que este fora escolhido por Aquele simplesmente por possuir condições para estar diante das autoridades, das pessoas bem-sucedidas, da elite, e assim, com facilidade e à mesma altura, levar o nome de Jesus. Não era por acaso que Saulo chamava a atenção pelo fato de possuir tamanha inteligência.

Ser aluno de Gamaliel, participar da cúpula entre reis e sacerdotes, ser elogiado pela sua capacidade intelectual e adquirir o respeito e o temor da população, tudo isso serviu de prelúdio para que mais tarde Saulo viesse a se transformar no apóstolo Paulo, um dos mais importantes na implantação do cristianismo.

Vislumbrando a capacidade intelectual possuída por Saulo, torna-se lamentável o fato de alguns pregadores, responsáveis pela direção de Igrejas humildes, desprezarem o conhecimento científico adquirido por muitos homens sensatos e ilustres que se destacam por sua filosofia.

> O meu povo foi destruído, porque lhe faltou o conhecimento; porque tu rejeitaste o conhecimento, também eu te rejeitarei, para que não sejas sacerdote diante de mim, visto que te esqueceste da lei do teu Deus, também eu me esquecerei de teus filhos.
>
> **OS. 4: 6**

No afã de nos preparar, o Criador nos proporciona situações que nos aprimoram para a nossa real missão. Por esse motivo, não nos culpemos por não darmos continuidade a alguns projetos.

Se desistir for a melhor opção, não deixe de encarar essa decisão em detrimento das sanções que poderão ocorrer. Mire-se no exemplo de Saulo que, literalmente, até mudou de nome.

Utilizando, entre outros exemplos, a história contada no livro "Atos dos Apóstolos", creio que a mensagem primordial das ideias apresentadas, neste primeiro momento, refira-se sobretudo a exercitar a coragem para mudar de planos, de anseios e até mesmo de convicção, intentando realizar-se como indivíduo capaz de decidir que vida pretende levar.

Sugestão

Analise cautelosamente seu momento atual, depois escreva nas linhas abaixo aquilo que você gostaria de modificar em sua vida.

Será que existe algo e/ou alguém dos quais você precisa abrir mão?

_____
_____
_____
_____
_____
_____
_____
_____
_____
_____

> "Quando planejei isso, será que o fiz levianamente? Ou será que faço meus planos de modo mundano, dizendo ao mesmo tempo 'sim' e 'não'?"
>
> **2 COR. 1:17**

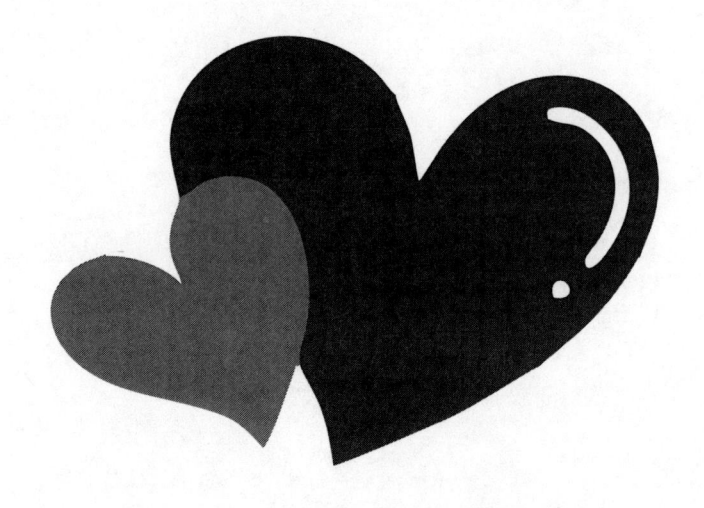

"AGRADA-TE DO SENHOR, E ELE SATISFARÁ OS DESEJOS DO TEU CORAÇÃO."

Salmo 37:4

II CAPÍTULO

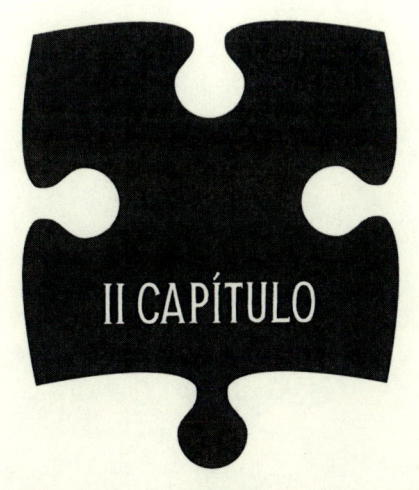

O DESEJO IMODERADO DE AGRADAR

Admiração, amor, atenção e respeito são disposições afetivas que dignificam o ser humano e o faz sentir-se seguro. Essa transmissão de energia positiva contribui para a elevação da autoestima, atingindo, a partir desse estado emocional, o tão desejado bem-estar.

Na sociedade atual, todos esses sentimentos são atraídos ou conquistados por aqueles que conseguem ascensão em algum setor de sua vida, como em suas capacidades corporais e intelectuais; em sua profissão; em sua condição socioeconômica; em seu status.

Uma das tendências da humanidade é admirar pessoas bem-sucedidas que se destacam na sociedade, tais como artistas, políticos, empresários, atletas e/ou pessoas que se transformam em verdadeiras celebridades, tendo seus nomes difundidos pela mídia.

Seguir o exemplo desses famosos é um desejo ardente de milhares de crianças e adolescentes. Isso ocorre em razão de eles perceberem que seus pais, parentes e amigos dispensam especial atenção a quem demonstra possuir as características supramencionadas.

Considerando o que foi dito anteriormente, concordamos que, no mundo cinematográfico, o trabalho de qualidade de um ator poderá render-lhe milhões de dólares, troféus e outras premiações, transformando-os em celebridade. À vista de tudo isso, certamente esse artista passará a ser cotado para protagonizar filmes dirigidos pelas grandes "feras" internacionais do cinema e da televisão. Muitos deles fazem tanto sucesso, que passam a interferir nos hábitos e costumes de uma geração.

Da mesma forma, um atleta responsável pela quebra de recordes, ganhador de medalhas em olimpíadas e/ou torneios mundiais, atrairá a atenção de milhares de torcedores em várias partes do mundo. Sua performance e a torcida de milhares de pessoas farão com que os seus resultados sejam aperfeiçoados cada vez mais.

Um empresário bem-sucedido é aquele que tem responsabilidade social. Para tal, ele cuida do meio ambiente; faz com que sua empresa cresça de maneira sustentável; contribui com ações sociais internas, como assistência médica e odontológica, vale-refeição, transporte, práticas de lazer e segurança de seus colaboradores; e ações externas, como combate ao analfabetismo, patrocínio esportivo e etc. Certamente, um empresário que atue dessa forma adquirirá bastante admiradores.

É importante destacar também o trabalho de um político bem-intencionado, que honra o exercício do seu mandato, que se comporta de maneira ética, que é autor de propostas e projetos voltados à educação, à saúde, à segurança, à moradia etc., assegurando o progresso da população.

Todos esses indivíduos servirão de exemplo para crianças e adolescentes que, inspirados em suas ações e demonstração de caráter, acabarão por externar os sentimentos destacados nas primeiras linhas deste capítulo.

As disposições afetivas, atraídas pelas pessoas bem-sucedidas, advêm da predisposição que elas possuem para buscarem a perfeição.

A necessidade de superar as fraquezas e evidenciar suas qualidades não atraem apenas os bons fluidos de seus admiradores, mas também provocam a sensação de ter que se superar cada vez mais, o que de certa forma poderá trazer desconforto, além de dar origem a uma verdadeira competição no meio em que participa.

O comportamento egoístico do bebê é derivado da falta de consciência de unidade. Isso significa que para ele o único ser que necessita de atenção é ele próprio, pois o significado de sociabilidade simplesmente não existe. É por esse motivo que ele causa o maior transtorno no meio de familiares.

A maneira que o bebê encontra para atrair a atenção, o amor, enfim, os sentimentos mais nobres que nós seres humanos podemos desejar, sem sombra de dúvida não é decorrente de uma competição. Por esse motivo, para ele vale tudo, sem ao menos se preocupar se está agradando ou não.

Mais tarde, quando esse bebê começa a se desenvolver, tornando-se uma criança que já participa de um meio social mais definido e percebendo que para ser possível a sua convivência no grupo lhe será exigida uma nova maneira de se comportar, automaticamente o bebê passa a controlar seu egocentrismo, tornando-se membro de uma sociedade na qual passará a conviver com suas fraquezas e qualidades, buscando, a partir de então, superar-se a si mesmo e os obstáculos encontrados nessa caminhada.

Juntamente com essa descoberta, vem a percepção da competitividade inerente ao ser humano e, obviamente, o desejo de agradar às pessoas que compõem seu grupo social, a fim de atrair o amor, a admiração, a atenção e o respeito.

Após essa fase de sociabilidade, a criança começa a ser questionada sobre suas escolhas referentes à atividade profissional. Sendo assim, surge a tão famosa pergunta: O que você vai ser, quando crescer?

Conforme foi visto anteriormente, há uma atração pelas escolhas ligadas ao mundo projetado pela mídia. Geralmente, ouve-se das crianças que elas desejam ser: jogador de futebol, ator, cantor, manequim, modelo, *digital influencer*, apresentador de programas televisivos, presidente da República, astronauta etc.

Observe que num país como o Brasil, que tem mais de 210 milhões de habitantes, querer ser destaque nacional no esporte, nas artes ou nas telas não será fácil, podendo acarretar frustrações.

Acredito que não seja impossível ser famoso e reconhecido profissionalmente, todavia não será um caminho fácil de ser trilhado.

Diante das dificuldades e dos transtornos encontrados na busca da realização profissional, surge a possibilidade de colocar em prática os sonhos sonhados por outros. É natural, portanto, que o adolescente escolha uma profissão sugerida por seus pais.

Na fase da adolescência, o indivíduo já consegue perceber que cabe somente a ele decidir qual carreira profissional deseja seguir. Contudo, nessa fase da vida, nem sempre se tem condições financeiras, na maioria das vezes, para sustentar suas escolhas. Assim sendo, em razão dessa dependência, atitudes e sonhos vão sendo reprimidos.

Acertar na escolha da profissão tem o mesmo significado de viver com autonomia, produzindo a seiva de sua própria vida. O que não significa, necessariamente, estar na mídia ou possuir rios de dinheiro.

> "Quando eu era menino, falava como menino, sentia como menino, discorria como menino, mas, logo que cheguei a ser homem, acabei com as coisas de menino."
>
> **1COR. 13:11**

A maturidade nos faz perceber que o livre-arbítrio garante a capacidade de escolha. Portanto, é possível chegar onde se pretende, desde que esse seja o seu real desejo, mas, para isso, nunca poderão deixar de existir amor e fé. O amor próprio faz emanar o poder de escolher o que você considera ser a melhor opção, fazendo-lhe, ao mesmo tempo, abdicar de tudo que lhe é imposto. E quanto à fé?

> "Ora, a fé é o firme fundamento das coisas que se esperam e a prova das coisas que não se veem."
>
> **HEB. 11: 6**

Ter fé é sinônimo de ter convicção e, na vida cotidiana, independe de dogmas, pois mesmo quem não tem religião pode apresentar uma fé inabalável.

Tudo tem início com o pensamento. A projeção mental faz com que as coisas comecem a tomar forma no mundo espiritual, e mais tarde a palavra envia a ordem para o Universo. A partir desse ponto, inicia-se um caminho a ser percorrido, denominado "metas". Após um determinado tempo, a ideia declarada passa a existir no mundo fenomênico, ou seja, no mundo material.

> "No princípio, era o Verbo, e o Verbo estava com Deus, e o Verbo era Deus."
>
> **JO. 1**

Essa é a melhor maneira que o homem tem para agradar a Deus: acreditar que é essência divina e que tudo pode n'Aquele que o fortalece.

Imbuído na fé e orientado por Deus, que representa a força criadora do Universo, o indivíduo provavelmente obterá bom êxito.

Com toda essa potencialidade, será que vale a pena continuar vivendo de acordo com os planos alheios?

É lógico que essa decisão fica a critério de cada indivíduo, afinal, como dissemos anteriormente, o livre-arbítrio não pode ser abdicado.

Restam-lhe, portanto, dois caminhos apenas a serem seguidos:

1. passar a agradar a Deus, conquistando tudo de bom que deseja alcançar através da fé e de novas atitudes;

2. é continuar agradando somente aos outros e permanecer numa vida de derrota e frustração.

Em vista disso, a primeira opção é algo reservado apenas aos corajosos.

Alguns indivíduos até possuem as características necessárias para a concretização dos seus sonhos e dos seus desejos, mas acabam não conseguindo, porque não acreditam que possuem o poder de realização e porque lhes falta a fé, ingrediente primordial que agrada a Deus.

Possuir sabedoria e não ter fé significam desprezar um dos dons celestiais mais valiosos. Por esse motivo, o rei Salomão disse que a sabedoria, muitas vezes, é mais útil aos outros do que àquele que a possui:

> Voltei-me e vi debaixo do sol que não é dos velozes, a corrida, nem dos valentes, a guerra, nem tão pouco dos sábios, o pão, nem ainda dos prudentes, a riqueza, nem dos inteligentes o favor, mas que o tempo e a sorte pertencem a todos.
>
> **ECL. 9:11**

Vimos, anteriormente, através das palavras do apóstolo Paulo, que há uma fase de inocência do indivíduo, período em que ele se deixa levar pelos motivos mencionados, mas que, ao alcançar a maturidade, tem o compromisso com ele mesmo de seguir novos caminhos e não permanecer perseguindo aquilo que não faz do homem um vencedor.

Se não formos capazes de abrir mão de uma vida pautada em ideais alheios, do que adianta possuirmos inteligência e sabedoria?

Todo vencedor é sábio, mas nem todo sábio é vencedor, certamente pelo fato de lhe faltar fé. Sabedoria sem fé é como um carro sem combustível: não vai a lugar algum. Quanto mais combustível, mais longe o carro chegará. Portanto, quanto mais acreditarmos que somos capazes de alcançar os nossos propósitos, mais próximos ficaremos da vitória. Este é o segredo da pessoa vitoriosa: acreditar que pode! Afinal, o tempo e a sorte, segundo Salomão, pertencem a todos.

Por mais que se respeitemos uma pessoa e desejemos agradá-la, haverá sempre um momento em que deveremos compreender que não possuímos o controle total da situação, e que não temos sempre o direito de interferirmos nos propósitos alheios.

Um bom exemplo a ser observado na Bíblia aconteceu numas bodas em Caná da Galileia, quando a água se fez vinho, na qual Jesus foi um dos convidados:

> E, ao terceiro dia, fizeram-se umas bodas em Caná da Galileia; e estava ali a mãe de Jesus. E foram também convidados Jesus e os seus discípulos para as bodas. E, faltando o vinho, a mãe de Jesus lhe disse: "Não tem vinho."
> Disse-lhe Jesus: "Mulher, que tenho eu contigo? Ainda não é chegada a minha hora."
> Sua mãe disse aos empregados: "Fazei tudo quanto ele vos disser."
>
> **JO. 2: 1 A 5**

Tem momentos em que a atitude imponente é necessária para que a pessoa que nos ama, e que por esse motivo nos impõe um certo estilo de vida, compreenda que para tudo há um limite e, principalmente, um tempo determinado.

Nessa passagem bíblica, Jesus se comporta de maneira majestosa e altiva em relação a sua mãe. Essa atitude fez com que Maria colocasse imediatamente em prática duas das disposições afetivas que tratamos desde o início: admiração e respeito.

Diante disso, podemos afirmar categoricamente: maior que o homem é Deus!

Mesmo não deixando de realizar o milagre necessário, Jesus deixou claro que tinha vontade própria e que já possuía o controle de suas ações, a ponto de saber o momento certo de agir e, o melhor, como exatamente agir.

Quando apresentei, no capítulo anterior, a parábola em que Jesus ensina acerca da necessidade de perseverar na oração, sugeri que você descobrisse qual era sua posição, se juiz ou se viúva.

Agora, chegou a hora de sugerir sua análise sobre a posição que você está ocupando. A partir dessa reflexão, você terá condições de responder à próxima pergunta: Você sofre com imposições alheias em relação a sua vida profissional, afetiva e espiritual?

Por outro lado, se você for o causador do sofrimento dos outros, pelo fato de cobrar e impor atitudes que acredita serem as mais corretas, desista o mais rápido possível de causar esse sofrimento dilacerador. Ninguém tem o direito de decidir pelo outro. Essa pressão causa marcas indeléveis a um ser criado por Deus e que recebeu como presente o livre-arbítrio. Tenha a sensatez de compreender, ou pelo menos de aceitar, que cada um é responsável pela construção de sua própria história. É bom, depois de analisar essa questão, perceber que tem sido responsável por oprimir alguém com sua influência e afirmar: "Então, não vou mais ajudar ninguém!"

Note que o mérito aqui é entender, de uma vez por todas, que cada um de nós é responsável por nossas escolhas, e que, até para ser ajudado, cabe ao indivíduo a decisão.

> Na crucificação de Jesus Cristo, havia dois malfeitores, um deles foi crucificado à direita, o outro, à esquerda de Jesus. Enquanto um blasfemava, duvidando da divindade do Salvador, o outro agiu com sabedoria e pediu a Jesus que se lembrasse dele quando entrasse no Reino de Deus, obtendo a seguinte resposta: "Em verdade te digo que hoje estarás comigo no Paraíso."
>
> **LC. 23:43**

Observe que nada foi declarado ao malfeitor que blasfemava. Esse fato esclarece que nem o próprio Jesus força alguém a fazer aquilo que não deseja, mesmo quando se trata da salvação.

A cruz de Jesus estava entre as cruzes dos dois ladrões, representando que Ele é o justo juiz, no entanto Ele ainda não estava julgando, mas dando oportunidade à humanidade para escolher entre dois caminhos, o do bem e o do mal. Decidir o caminho que deseja trilhar, fica por conta de cada um.

Se nem Jesus impõe ao homem o que deve fazer, quem somos nós para realizar tal intento?

> "Eu sou o caminho, a verdade e a vida; ninguém vem ao Pai, senão por mim."
>
> **JO. 14-6**

Esse assunto diz respeito à realização pessoal, em que a liberdade humana se sobrepõe à vontade alheia.

Para atrairmos a admiração, o amor, a atenção e o respeito dos outros, teremos, antes de tudo, que nos amarmos, nos respeitarmos e darmos atenção aos nossos anseios, e isso significa desenvolver admiração pelo próprio eu.

As condições para vencermos na vida estão guardadas dentro da nossa mente. À medida que acreditamos que possuímos a essência divina, Deus nos revela os acontecimentos. Cabe a nós, a partir desse ponto, ter atitudes que demonstrem nossas potencialidades. Quanto maior for a fé e a coragem para realizarmos, maiores chances e oportunidades surgem.

Acredite, sempre é possível chegar onde se deseja sem se deixar manipular pelos desejos alheios. Às vezes, pensamos ser menores no ambiente do qual fazemos parte. No entanto, repentinamente, ao nos aproximarmos mais de Deus, Ele nos mostra que o verdadeiro valor do indivíduo não é medido pela posição social e, muito menos, pela posse de bens materiais. Tudo isso pode ser adquirido sem desvalorizar o nosso verdadeiro ser.

As Sagradas Escrituras nos revelam, através de uma história muito interessante, que certas atitudes se sobrepõem ao status e, consequentemente, ao poder aquisitivo. Não tenho a intenção de desvalorizar a aquisição de bens materiais, apenas sinto necessidade de mostrar que, mesmo sem recursos, ou quando não fazemos parte da elite, também é possível, através de boas ações, causarmos impacto na sociedade e lograrmos grande êxito.

A pecadora que ungiu os pés de Jesus

E rogou-lhe um dos fariseus que comesse com ele; e, entrando em casa do fariseu assentou-se à mesa. Eis que uma mulher da cidade, uma pecadora, sabendo que ele estava à mesa em casa do fariseu, levou um vaso de alabastro com unguento e, estando por detrás, aos seus pés, chorando, começou a regar-lhe os pés com lágrimas, e enxugava-lhos com os cabelos da sua cabeça e beijava-lhe os pés, e ungia-lhos com o unguento. Quando o fariseu que o tinha convidado viu isso, falava consigo, dizendo: "Se este fora profeta, bem saberia quem e qual é a mulher que lhe tocou, pois é uma pecadora."

E, respondendo, Jesus disse-lhe: "Simão, uma coisa tenho a dizer-te."

E ele disse: "Dize-a Mestre."

"Um certo credor tinha dois devedores; um devia-lhe quinhentos dinheiros, e outro, cinquenta. E não tendo eles com que pagar, perdoou-lhes a ambos. Dize, pois: Qual deles o amará mais?"

E Simão, respondendo, disse: "Tenho para mim que é aquele a quem mais perdoou."

E ele disse-lhe: "Julgaste bem."

E, voltando-se para a mulher, disse a Simão: "Vês tu essa mulher? Entrei em tua casa, e não me deste água para os pés; mas esta regou-me os pés com lágrimas e mos enxugou com os seus cabelos.

Não me deste ósculo, mas esta, desde que entrou, não tem cessado de me beijar os pés.

Não me ungiste a cabeça com óleo, mas esta ungiu-me os pés com unguento. Por isso te digo que os seus muitos pecados lhe são perdoados, porque muito amou; mas aquele a quem pouco é perdoado pouco ama."

E disse a ela: "Os teus pecados te são perdoados."

E os que estavam à mesa começaram a dizer entre si: "Quem é este que até perdoa pecados?"

E disse à mulher: "A tua fé te salvou; vai-te em paz."

LC. 7:36-50

A determinação e a coragem dessa mulher a tornaram capaz de demonstrar sua riqueza interior. Mesmo estando entre pessoas de destaque na sociedade, quem realmente se sobressaiu foi ela, pelo simples fato de exteriorizar seus sentimentos mais nobres de amor, admiração e respeito. Só ela, entre todos que ali se encontravam, dispensou a atenção que Jesus merecia receber. Por esse motivo, imediatamente recebeu de volta tudo que havia oferecido ao Mestre.

A fé em Deus e em si mesmo é a condição essencial para a aquisição da vitória. Quando realizamos algo com determinação e fé, mesmo não agradando a todos, temos a sensação de que mais tarde seremos compreendidos e recompensados. O Mestre faz questão de evidenciar que é através da nossa fé, e não da fé de terceiros, que conquistamos o bom êxito.

Aparentemente, entre todos que ali se encontravam, a mulher era a única que possivelmente não seria notada, não teria atributos para contribuir com a sociedade. Todavia, uma simples prostituta roubou a cena, servindo de exemplo para pessoas tidas como nobres.

Essa parábola também nos faz refletir quanto aos planos que fazemos na infância e na adolescência, pautados nas profissões que recebem maior destaque na mídia. Diante do ensinamento, ora evidenciado, constatamos que o amor, a admiração, a atenção e o respeito, que tanto buscamos e que tanto queremos receber, são encontrados conforme oferecemos ao outro. Entretanto, é importante citar que tais ofertas sejam feitas através de nossas ações e não apenas por meio de nossa fama. Afinal, para agradarmos ao outro, não temos que, necessariamente, fazermos aquilo que acreditamos ser o melhor ou o politicamente correto.

De verdade, a melhor e mais nobre maneira de agradarmos a quem quer que seja é doar-lhe atenção; buscar enxergar suas qualidades, para que possamos admirá-lo; respeitar seu ponto de vista, ainda que seja oposto ao nosso; por fim, amar.

A única coisa que, ao meu ver, não se pode abdicar para agradar ao outro, ainda que esse outro seja uma pessoa muito importante em nossa vida, é a liberdade de escolha para fazer da nossa vida aquilo que de fato nos dá satisfação, aquilo que nos faz mais feliz.

> "Reconheço, por verdadeiro, que Deus não faz acepção de pessoas."
>
> **AT. 10:34**

Clamor:

Para ti, que habita nos céus, levanto os meus olhos e clamo por sabedoria. Dirige Senhor os meus passos nos teus caminhos, impedindo que as minhas pegadas vacilem. Amplia minha visão, fazendo-me enxergar as portas que me conduzirão ao destino onde pretendo chegar.

Escreva nas linhas a seguir um projeto para sua vida nos mais variados aspectos. Não se esqueça de determinar um espaço de tempo para a realização dos seus desejos.

Profissional
_____
_____
_____

Socioeconômico
_____
_____

Sentimental
_____
_____

Caridade
_____
_____

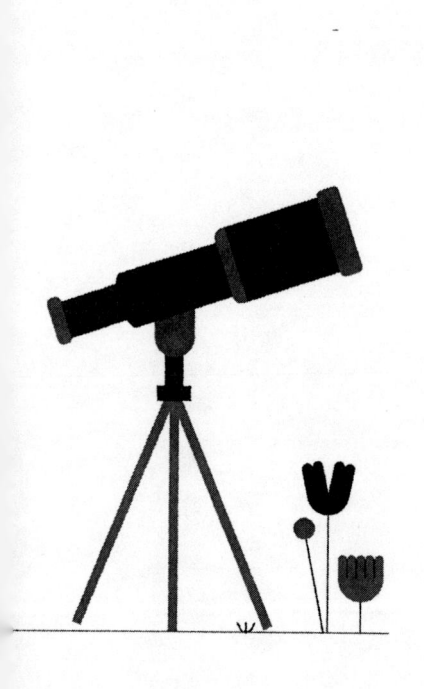

> MAS, BUSCAI PRIMEIRO O SEU REINO E A SUA JUSTIÇA, E TODAS ESTAS COISAS VOS SERÃO ACRESCENTADAS.
>
> Mateus 6:33

III CAPÍTULO

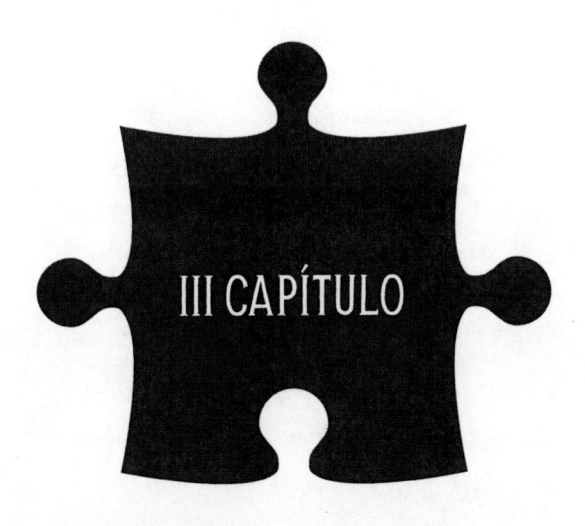

A BUSCA PELO PRAZER INDIVIDUAL E IMEDIATO

Ser feliz é o desejo mais ardente da humanidade. A metodologia que conduz a esse alvo nem sempre é utilizada, visto que muitos a desconhecem, afirmando que a felicidade não existe. Há quem a procure através da aquisição de bens materiais; e outros, na ascensão social e também nos relacionamentos afetivos. É bem verdade que o dinheiro e o sucesso profissional proporcionam conforto e ajudam a elevar a autoestima, e isso provavelmente facilite os relacionamentos afetivos.

Não podemos esquecer que também é possível encontrarmos prazer nas relações de amizade, na contemplação das paisagens naturais, no sorriso de uma criança e sobretudo sendo gratos a Deus.

Milhares de livros seriam necessários para relacionarmos as mais variadas formas de vivenciarmos momentos de prazer. O mais importante, porém, é a disponibilidade que devemos ter para observarmos e percebermos os momentos e acontecimentos que nos fazem felizes.

Uma família saudável, que vive unida, tem motivos de sobra para agradecer e festejar diariamente a comunhão que há entre os membros que a compõe. O problema é que a rotina acaba camuflando a felicidade. No máximo, em oração, os membros agradecem a Deus pela boa convivência, mas raramente festejam essa união.

Como uma das tendências do ser humano é a busca por novas experiências, algumas pessoas saem de casa para trabalharem em outros estados, e outras se casam, ocorrendo, por conseguinte, o distanciamento desses membros. Mais tarde, ao se encontrarem, é natural que eles demonstrem seu afeto através do abraço, da troca de presentes e até mesmo a partir da realização de um almoço ou jantar.

No contexto bíblico, Jesus nos conta uma parábola que envolve uma família formada por um pai e dois filhos. A partir desse ensinamento, perceberemos a necessidade de festejarmos a união familiar com mais frequência, antes que essa carência de afetividade nos leve a buscarmos a felicidade e o prazer apenas através da aquisição de bens, justamente por acreditarmos que a satisfação individual e imediata, proporcionada pelo dinheiro, é a finalidade da vida.

A Parábola do Filho Pródigo

> Certo homem tinha dois filhos. E o mais moço deles disse ao pai: "Pai, dá-me a parte da fazenda que me pertence."

E ele repartiu por eles a fazenda. E, poucos dias depois, o filho mais novo, ajuntando tudo, partiu para uma terra longínqua e ali desperdiçou a sua fazenda, vivendo dissolutamente. E, havendo ele gastado tudo, houve naquela terra uma grande fome, e começou a padecer de necessidades. E foi e chegou-se a um dos cidadãos daquela terra, o qual o mandou para os seus campos a apascentar porcos. E desejava encher o seu estômago com as bolotas que os porcos comiam, e ninguém lhe dava nada.

E, caindo em si, disse: "Quantos trabalhadores de meu pai tem abundância de pão, e eu aqui padeço de fome! Levantar-me-ei, e irei ter com meu pai, e dir-lhe-ei: Pai pequei contra o céu e perante ti já não sou digno de ser chamado teu filho; faze-me como um dos teus trabalhadores."

E, levantando-se, foi para seu pai; e quando ainda estava longe, viu o seu pai, e se moveu de íntima compaixão, e, correndo, lançou-se-lhe ao pescoço e o beijou.

E o filho lhe disse: "Pai, pequei contra o céu e perante ti já não sou digno de ser chamado teu filho."

Mas o pai disse aos seus cervos: "Trazei depressa a melhor roupa, e vesti-o, e ponde-lhe um anel na mão e sandálias nos pés, e trazei o bezerro cevado, e matai-o; e comamos e alegremo-nos, porque este meu filho estava morto e reviveu; tinha-se perdido e foi achado."

E começaram a alegrar-se. E o seu filho mais velho estava no campo; e, quando veio e chegou perto de casa, ouviu a música e as danças. E, chamando um dos cervos, perguntou-lhe que era aquilo. E ele lhe disse: "Veio teu irmão; e teu pai matou o bezerro cevado, porque o recebeu são e salvo. Mas ele se indignou e não queria entrar.

E, saindo o pai, instava com ele. Mas, respondendo ele, disse ao pai: "Eis que te sirvo há tantos anos, sem nunca transgredir o teu mandamento, e nunca me deste um cabrito para alegrar-me com os meus amigos. Vindo, porém, esse teu filho, que desperdiçou a tua fazenda com as meretrizes, mataste-lhe o bezerro cevado."

E ele lhe disse: "Filho, tu sempre estais comigo, e todas as minhas coisas são tuas. Mas era justo alegrarmo-nos e regozijarmo-nos, porque este teu irmão estava morto e reviveu; tinha-se perdido e foi achado."

LC. 15:11-32

A posse de bens fez com que o jovem inexperiente acreditasse que tinha o suficiente para viver plenamente.

Na busca pela satisfação pessoal, afastou-se de quem mais amava e não foi capaz de adquirir amizade. A posse de bens atrai companhia, mas nem sempre atrai amizades verdadeiras, e a prova disso foi o fato de o jovem ter sentido vontade de se alimentar com a ração dada aos porcos. Só após perder todos os seus bens, ele pode sentir o valor que sua família representava. Ao retornar, conseguiu atrair a atenção e o amor de seu pai, que o recebeu com uma bela festa.

Isso reitera que não são as qualidades socioeconômicas do homem que o fazem atrair as disposições afetivas tão repetidas no capítulo anterior.

Toda essa reflexão, entretanto, não tem o objetivo de desvalorizar o poder econômico e/ou, muito menos, desprezar a liberdade, o prazer e a satisfação que o dinheiro proporciona. O que se deseja é mostrar que, além dos prazeres obtidos com a aquisição de bens materiais, o dinheiro deve ser bem-administrado para possibilitar, sobretudo, o bom relacionamento com os outros. É possível utilizarmos o dinheiro para fazermos amizades sem que isso signifique comprar as pessoas.

> Jesus falou: "Por isso, eu lhes digo: Usem a riqueza deste mundo ímpio para ganhar amigos, de forma que, quando ela acabar, estes os recebam nas moradas eternas".
> **LC. 16:9**

Apesar dos transtornos vivenciados longe do convívio familiar e da falta de amigos, o maior problema do filho pródigo ainda estava por vir.

O perdão recebido por seu pai foi a causa da ira do seu irmão mais velho que, por ciúme, passou a tratá-lo com indiferença. Ao contrário do pai, o filho mais velho passou a cultivar um sentimento mesquinho de ira e, ao mesmo tempo, desejo de vingança.

O ódio era tão grande, que o cegava. O valor que ele deu aos bens materiais dilapidados pelo irmão superava o amor fraternal. Em vez de perceber que tudo que ele possuía lhe deixava feliz, ele preferia "buscar a felicidade" a partir da vingança.

O comportamento do filho mais velho, no que se referia à submissão do pai, aparentemente era bastante correto. Contudo ele carecia do sentimento mais nobre que o ser humano pode receber e ofertar: o amor! E quem ama, perdoa!

> "O amor é paciente, o amor é bondoso. Não inveja, não se vangloria, não se orgulha. Não maltrata, não procura seus interesses, não se ira facilmente, não guarda rancor."
>
> **1 COR. 13:4-5**

Entre o irmão mais velho dessa história e a mulher pecadora da história anterior, qual deles demonstrou generosidade?

Muitas vezes, nós nos pegamos apontando os erros do próximo e nos perguntamos o porquê ele consegue tudo que deseja. No entanto nos esquecemos que não concretizamos nossos desejos, pelo fato de estarmos com o coração repleto de ciúme, arrogância, ira e desprezo.

O filho pródigo havia errado, entretanto teve a coragem de desistir dos seus erros, abrindo mão da vida que passou a levar fora do convívio de seus familiares.

Pelo fato da ordem geral ser a perseverança e o otimismo, existem decisões que devem ser apressadas, embora o homem tenha bastante dificuldade em tomar decisão quando a questão se refere à desistência.

Comprovados pela ciência, um dos fatores que causa mais prejuízo à saúde é o ódio. Junto ao ódio, podemos também ressaltar o desejo de vingança. Bom mesmo é nunca desejar vingar-se, pois esse sentimento pode ser comparado à autodestruição. Quanto mais desejamos vingança, mais sofremos. O sentimento de ódio provoca desarmonia ao espírito e, consequentemente, ao corpo. O sentimento de ódio e de vingança é, na verdade, uma doença da alma, cujo remédio é a desistência através do perdão. O perdão seria um elixir, ao passo que o ódio seria um tipo de veneno.

> E quando estiver orando, se tiverem alguma coisa contra alguém, perdoem-no, para que também o Pai celestial lhes perdoe os pecados. Mas se vocês não perdoarem, também o seu Pai que está nos céus não perdoará os seus pecados.
>
> **MC. 11: 25-26**

A vida de um vingador fica encolhida, e os fracassos, assim como as doenças, atingem não só a ele, mas também às pessoas do seu convívio.

O olhar de um vingador não possui brilho, está sempre nas trevas. A sua mente envia ordens erradas para o corpo, que passa a sentir dores e estresse. Em contrapartida, tudo isso é uma espécie de alerta, indicando que algo não está indo bem. Esse sentimento desprezível faz com que o indivíduo maquine o tempo todo uma forma de destruir seu semelhante. Isso ocorre porque ele só consegue enxergar o mal que lhe fizeram, não conseguindo, em momento algum, ver o mal que ele faz a si próprio.

Na história da família apresentada por Jesus, notamos a diferença de personalidade entre os irmãos. Mesmo sendo criados juntos, pelo mesmo pai, e recebendo as mesmas orientações, a maneira de enxergar o mundo exterior era diferente, única.

O filho mais velho sempre procurou agradar a seu pai mesmo sem conhecer as surpresas agradáveis, bem como os obstáculos e dificuldades que a vida oferece. Talvez isso tenha ocorrido por falta de coragem e receio de perder tudo que havia recebido de mão beijada, ou por entender que viver no campo, em meio aos seus bens e empregados, era a melhor maneira de aproveitar a vida.

Já o irmão mais novo via no dinheiro um modo para satisfazer seus desejos e necessidades, garantindo-lhe a liberdade que o homem deseja para usufruir algumas delícias da vida, conquistadas apenas por aqueles que possuem poder aquisitivo elevado. Para ele, a segurança e a tranquilidade encontradas no meio familiar não eram suficientes. Sendo assim, optou por correr os riscos consequentes de uma vida vivida sem planejamento, provando das delícias e sofrendo as dores de viver longe de quem se ama.

Considerando que ter sucesso na vida é algo extremamente pessoal, qual dos irmãos, acima citados, teria obtido maior sucesso?

Acredito que muitos psicanalistas afirmariam categoricamente que a única resposta possível seria: "Depende do objetivo de cada um."

A festa de comemoração realizada pelo pai, com o objetivo de receber o filho, transformou-se em motivo de ciúme. O simples fato de o pai ter matado um bezerro cevado fez com que o filho primogênito desconsiderasse o outro, a ponto de não o reconhecer mais como irmão. E como se não bastasse, em vez de recebê-lo com carinho e satisfação, passou a cultivar o ódio, sem nem mesmo perceber que a fortuna dilapidada nada tinha haver com a parte que lhe pertencia.

Na verdade, ele nem tinha o que perdoar, pois assim como preferiu permanecer com seu pai, sem gastar o que lhe fora dado, o outro também poderia decidir pela aventura.

No mundo do qual fazemos parte, várias famílias não têm discernimento para agradecerem a Deus e festejarem a união dos seus membros. Infelizmente, a maioria só se reúne após acontecer uma catástrofe. Não seria inteligente da nossa parte, após refletirmos sobre essa verdade, procedermos da mesma forma. Passemos, portanto, a partir de agora, a festejar a união, as conquistas e as escolhas que cada membro fizer.

Convoco você para juntos proclamarmos o Dia Internacional das Famílias, que é celebrado anualmente no dia 15 de maio. A data foi proclamada pela Assembleia Geral da Organização das Nações Unidas (ONU), em 1993, e não deve ser apenas uma data comemorativa a mais no calendário, deve, sim, ser um dia de reflexão. Esperamos que uma data, assim, seja trabalhada nas escolas de todas as cidades, com direito a palestras; comemorada nos programas das emissoras de rádio e tevê; e que haja filas nos shoppings para se comprar o presente que mais agradará os membros da família.

Inúmeras Igrejas têm tratado com amor e dedicação as questões relacionadas ao bom convívio familiar. Além de promoverem eventos com programação que contemplam encontros de casais, apresentações de música, danças e palestras sobre a importância da união entre os membros que compõem a família, algumas até dedicam um dia na semana para realizarem atendimentos e cultos.

Se a família do filho pródigo estivesse acostumada a festejar a união, ou até mesmo a prosperidade que eles possuíam, certamente a festa, para comemorar o retorno de um dos membros, não teria sido a causa de tantos problemas.

As mais variadas interpretações podem ser extraídas desse ensinamento enriquecedor deixado por Jesus no livro do apóstolo Lucas. O mérito que estamos por hora analisando, porém, trata da necessidade que o homem tem de desistir em meio às circunstâncias oferecidas pela vida. Na frase proferida por seu pai, observamos uma verdade absoluta: "Estava morto e reviveu, tinha se perdido e foi achado". Depois de se conscientizar de que cada um possui o livre-arbítrio para decidir o que deseja a sua vida, a família deve ter também, com a mesma intensidade, a sensibilidade de apoiar nas novas decisões. Quero lembrar, entretanto, que estamos nos referindo às decisões tomadas a partir do bom- senso, da coragem, da determinação e muita fé.

A metodologia, abordada nas primeiras linhas desse capítulo, refere-se à necessidade que o homem tem de estar na presença de Deus, pois Ele é a essência da felicidade, por isso, deve ser colocado sempre em primeiro lugar. Todavia nem sempre aqueles que estão na presença de Deus possuem o coração cheio de amor. Nessa família, o irmão mais velho representa os religiosos que, embora nunca tenham se afastado da Igreja, não aprenderam a compreender e a aceitar as diferenças existentes entre os homens.

A nobre atitude do pai nos faz perceber que, mesmo entregando uma grande quantia em dinheiro ao seu filho mais novo, em momento algum interferiu em seus planos. Contudo ele não vacilou ao perceber que seu filho, que desistira de levar uma vida dissoluta, necessitava de apoio.

A família é o porto seguro de cada membro, por isso deve permanecer sempre unida, independentemente da condição socioeconômica.

Quero ressaltar que errar é humano, porém permanecer no erro é diabólico.

> "[...] ao homem que o agrada, Deus dá sabedoria, conhecimento e felicidade[...]"
>
> **ECL. 2:26**

Sugestão

Se você tiver filhos, converse com eles e ouça com atenção quais são os planos que pretendem realizar em suas vidas.

Contribua para a elaboração e, consequentemente, a realização dos projetos que pretendem colocar em prática.

Por outro lado, se seus pais estiverem vivos, fale para eles que você os apoia e torce pela realização pessoal de ambos. Às vezes, os pais carecem dos conselhos dos filhos. Pergunte aos seus pais o que realmente os deixam felizes, mas tenha o cuidado de ouvir cada um deles, separadamente, porque nem sempre há concordância entre o casal.

Por fim, lembre-se que, assim como você, seu pai e sua mãe têm liberdade para decidirem o que é melhor para suas vidas.

> "AQUELES QUE SEMEIAM COM LÁGRIMAS, COM CANTOS DE ALEGRIA COLHERÃO.
> Salmo 125:5

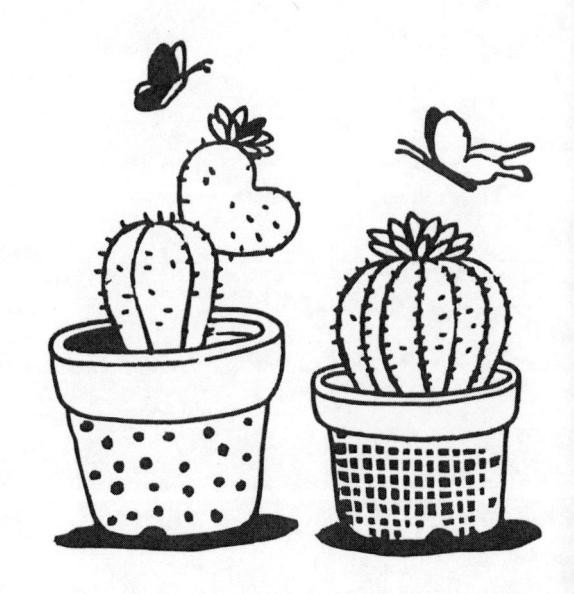

IV CAPÍTULO

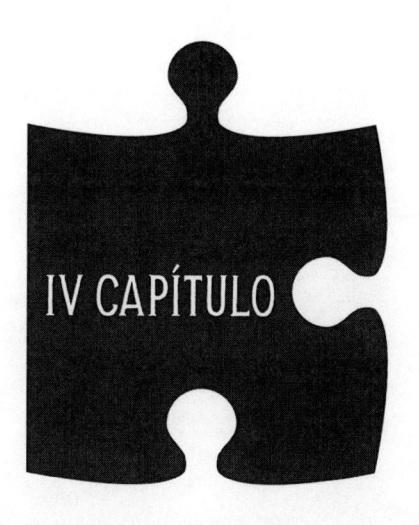

A OCASIÃO APROPRIADA PARA A REALIZAÇÃO DOS SEUS PROPÓSITOS

O tempo se apresenta com a sucessão dos anos, dias, horas, minutos, segundos. Enfim, ele nos proporciona a noção de passado, presente e futuro. Ele existe com a finalidade de nos fazer passar, gradualmente, de um estado a outro, por uma série de transformações, trazendo-nos a maturidade. Desde cedo, aprendemos na escola que os seres vivos nascem, crescem, se reproduzem e morrem, diria mesmo que também envelhecem. Talvez sejam essas as finalidades dos animais e dos vegetais.

Entretanto ao homem, esse ser criado à imagem e semelhança de Deus, foram entregues prerrogativas que, se forem bem analisadas, mudarão a história e, consequentemente, a tese biológica que atribui a esse ser soberano as características animalescas brutais e bestiais. O homem não é um animal. Se nas escolas fosse ensinado que os seres vivos são divididos em três espécies: animal, vegetal e humana, acredito que as pessoas se valorizariam bem mais e valorizariam o próximo. Você pode estar questionando-se: As escolas ensinam que a espécie humana difere da animal ? Contudo eu insisto em dizer que essa imagem fica implícita, tanto que às vezes achamos que a única diferença entre ambos, é que o animal é irracional. Não enfatizamos, porém, a grandiosidade da racionalidade da espécie humana e do conjunto de mudanças ocorridas no curso do tempo por ela provocada.

Por mais que queiramos acreditar na tese do evolucionismo, no que se refere aos animais, percebemos sempre que o comportamento do gato, da galinha e do cão permanece como sempre, desde os tempos mais remotos. Entretanto, a cada geração a humanidade surpreende-se com novos avanços e descobertas, com mudanças de comportamento. À medida que o tempo passa, são desvendados os tesouros escondidos. Tudo que for imaginado pelo homem, torna-se possível, ainda que para isso primeiro tenha que existir apenas através de imagens. A prova disso é que alguns objetos que fazem parte de nosso dia a dia, há pouco tempo, eram apenas vistos nos filmes de James Bond, também conhecido pelo código 007, um agente secreto fictício do serviço de espionagem britânico, criado em 1953 pelo escritor Ian Fleming (1908 – 1964).

Certamente o homem tem uma função a mais do que uma planta ou um animal. Acredito que seja a transcendência, no sentido mais amplo da palavra, alicerçada no criacionismo.

> "Eu disse: Vós sois deuses, e vós outros sois todos filhos do Altíssimo. Todavia, como homens morrereis e caireis como qualquer dos príncipes."
>
> **SALMO 82:6-7**

O papel da escola deveria ser o de apresentar as características dos animais e dos vegetais, mas principalmente o valor do homem, como possuidor de prerrogativas, como a sabedoria, a inteligência e o livre-arbítrio, atributos que possibilitam a transformação do Universo através da Filosofia, da Ética, da Ciência e da produção cultural.

Que outro ser pode se comunicar de maneira tão ampla, amar, sonhar e realizar seus próprios sonhos?

São inúmeras e incontáveis as ações e sentimentos que só mesmo um ser dotado de divindade pode possuir. Nem mesmo o Sol, a Lua e as estrelas são mais importantes do que o homem.

> Quando vejo os teus céus, obra dos teus dedos, a lua e as estrelas que preparaste; que é o homem mortal para que te lembres dele? E o filho do homem, para que o visites? Contudo, pouco menor o fizeste do que os anjos e de glória e de honra o coroaste. Fazes com que ele tenha domínio sobre as obras das tuas mãos; tudo puseste debaixo de seus pés.
>
> **SL. 8:3-6**

No princípio, tudo foi criado através da palavra. A Bíblia diz, no entanto, que Deus fez dois grandes luminares, além das estrelas, e os colocou no firmamento do céu. No sexto dia, Deus também utilizou suas próprias mãos para criar o homem a partir do barro. Mesmo sendo Deus, ele necessitou de tempo para realizar as ações que deram origem à vida na Terra. A criação divina se realizou paulatinamente. Foram necessários seis dias para tamanha criação. Ao sétimo dia, Deus descansou.

> Criou Deus o homem à sua imagem, à imagem de Deus o criou; homem e mulher os criou. Deus os abençoou, e lhes disse: "Sejam férteis e multipliquem-se! Encham e subjuguem a terra! Dominem sobre os peixes do mar, sobre as aves do céu e sobre todos os animais que se movem pela terra." Deus disse: "Eis que lhes dou todas as plantas que nascem em toda a terra e produzem sementes, e todas as árvores que dão frutos com sementes. Elas servirão de alimento para vocês. E dou todos os vegetais como alimento e tudo que tem em si fôlego de vida: a todos os grandes animais da terra, a todas as aves do céu e a todas as criaturas que se movem rente ao chão." E assim foi. E Deus viu tudo que havia feito, e tudo havia ficado muito bom. Passaram-se a tarde e a manhã; esse foi o sexto dia.
>
> **GÊNESES 1: 27-31**

A reflexão acerca dos versículos do primeiro livro da Bíblia Sagrada demonstra a necessidade da utilização do tempo para a concretização do Universo, bem como a soberania humana e a importância da existência dos animais e vegetais para a garantia de sua sobrevivência. O meio ambiente é um presente de Deus para o homem. Nele se encontra toda a matéria utilizada para as mais variadas produções culturais, desde o celular à internet. Todos os componentes utilizados como matéria prima têm sempre origem animal, vegetal ou, inevitavelmente, são retirados do solo. Isso me faz entender que o homem descobre, no tempo certo, as tecnologias necessárias para cada geração. Por esse motivo, o meio ambiente deve ser preservado, garantindo a sobrevivência das gerações atuais e futuras.

Quando a semente de uma árvore é plantada, necessita de um certo tempo para germinar. O fato de não ser vista a olho nu não significa estagnação no seu processo de crescimento. Somente com o passar do tempo, é possível perceber sua espécie e o tipo de fruto que produzirá.

Partindo do princípio que o ser humano é, por excelência, a criação mais maravilhosa que há no Universo, evidencia-se que possuímos inúmeras características inerentes ao vencedor. O importante agora é descobrir, entre tantos dons, qual deles nos é peculiar, percebendo dessa forma sua verdadeira vocação.

Descobrir a vocação significa atender ao chamado. Por esse motivo, se Deus habita no coração do homem, atender ao desejo do coração é sem sombra de dúvida a melhor opção. Entretanto nós devemos ter o cuidado para não nos deixarmos dominar por desejos egoísticos, que na maioria das vezes causam mal a nós e aos outros. Devemos, sobretudo, colocar em prática a ética, a competência e a determinação para realizarmos tarefas com sabedoria, tendo sempre em mente que todas essas ações contribuem com a evolução da nossa espécie e, ao mesmo tempo, com a nossa realização pessoal.

Também é necessário nos prepararmos para os possíveis contratempos e aflições, mas sem se deixar abater pelos erros ou fracassos. Afinal, um vencedor sabe que a vida não é construída apenas de acertos, mas devemos empenhar-nos em acertar sempre, por isso é necessário nos capacitarmos ao máximo e buscarmos reforço espiritual.

Uma das maneiras de avaliarmos o grau de merecimento em relação à obtenção do êxito, por incrível que pareça, é quando estamos aptos a enxergar as dificuldades como degraus e não como obstáculos.

Não estou afirmando que devemos atrair problemas ou impedimentos, mas apenas aprendermos que o significado da frase "Em tudo dai graças a Deus." (1 Tess. 5:18) tem verdadeiro valor.

Muitas vezes, só conseguimos evidenciar essa verdade após longos anos. Enquanto isso, culpamos inúmeras pessoas por nos prejudicarem. Caso sejamos perspicazes, porém, procuraremos visualizar os fatos e as pessoas como instrumentos usados por Deus para nos fortalecer e nos conduzir ao sucesso. Agindo dessa maneira, não carregamos no coração a mágoa, o ódio e a vingança, seguiremos livres e leves, porém nunca soltos, pois nenhum galho permanece dando frutas se não estiver ligado ao caule da videira.

A Videira e os Ramos

> Eu sou a videira verdadeira, e meu Pai o agricultor. Todo ramo que, estando em mim, não dá fruto, ele corta; e todo que dá fruto ele poda, para que dê mais fruto ainda. Vocês já estão limpos, pela palavra que tenho lhes falado. Permaneçam em mim, e eu permanecerei em vocês. Nenhum ramo pode dar fruto por si mesmo, se não permanecer na videira, vocês também não podem dar fruto, se não permanecerem em mim. Eu sou a videira; vocês são os ramos. Se alguém permanecer em mim e eu nele, esse dará muito fruto; pois sem mim vocês não podem fazer coisa alguma. Se alguém não permanecer em mim, será como o ramo que é jogado fora e seca. Tais ramos são apanhados, lançados ao fogo e queimados. Se vocês permanecerem em mim, e as minhas palavras permanecerem em vocês, pedirão o que quiserem, e lhe será concedido. Meu Pai é glorificado pelo fato de vocês darem muito fruto; e assim serão meus discípulos.
>
> **JO. 15:1-8**

A partir de sua produção, poderá causar impacto e admiração, assim como pelo seu valor interior.

O tempo provoca no homem transformações corporais, causando-lhe, no decorrer de algumas décadas, um aspecto de fragilidade. Por outro lado, sua alma, se assim desejar, estará cada vez mais fortalecida a partir da transformação transcendental, adquirida através da aproximação com o Espírito Criador do Universo.

Assim como a árvore, o homem também necessita de certo tempo para descobrir qual será o tipo de fruto a ser brotado.

> Nenhuma árvore boa dá fruto ruim. Nenhuma árvore ruim dá fruto bom. Toda árvore é reconhecida por seu fruto. Ninguém colhe figos de espinheiros, nem uvas de ervas daninhas. O homem bom tira coisas boas do bom tesouro que está em seu coração, e o homem mau tira coisas más do mal que está em seu coração, porque a sua boca fala do que está cheio o coração.
>
> **LC. 6: 43-45**

Homens e árvores vêm ao mundo para darem frutos e estão sempre servindo de referência, pelo fato de conseguirem chamar a atenção. Há um ditado popular que diz: "Árvore que não dá frutos, não toma pedradas". Essa é a mais pura verdade! Entretanto, quando decidimos realizar ações que divergem da opinião da maioria e chamamos a atenção para novas atitudes capazes de transformar a nossa vida e a vida de outras pessoas para melhor, passamos a dar frutos e consequentemente a receber as primeiras pedradas.

A crítica destrutiva, a falta de confiança nas ações que realizamos, o desprezo pelos planos que traçamos, todas estas manifestações de sentimentos são pedradas que tomamos, quando decidimos seguir em frente sem nos preocuparmos com a opinião alheia.

No próximo capítulo veremos que uma mulher, proibida de se aproximar de outras pessoas por ser considerada impura pela própria lei, mesmo fragilizada, resolve enfrentar tudo e todos para conseguir sua realização pessoal, que em seu caso foi a cura de uma hemorragia.

No episódio abaixo, o próprio Cristo é criticado por agir de maneira não convencional aos olhos dos apóstolos.

Zaqueu, o Publicano

Jesus entrou em Jericó, e atravessava a cidade. Havia ali um homem rico chamado Zaqueu, chefe dos publicanos. Ele queria ver quem era Jesus, mas, sendo de pequena estatura, não conseguia, por causa da multidão. Assim, correu adiante e subiu numa figueira brava para vê-lo, pois Jesus ia passar por ali. Quando Jesus chegou àquele lugar, olhou para cima e lhe disse: "Zaqueu, desça depressa. Quero ficar em sua casa hoje." Então ele desceu rapidamente e o recebeu com alegria. Todo o povo viu isso e começou a se queixar: "Ele se hospedou na casa de um pecador." Mas Zaqueu levantou-se e disse ao Senhor: "Olha, Senhor! Estou dando a metade

dos meus bens aos pobres; e se de alguém extorqui alguma coisa, devolverei quatro vezes mais."
Jesus lhe disse: "Hoje houve salvação nesta casa! Porque esse homem também é filho de Abrão. Pois o filho do homem veio buscar e salvar o que estava perdido."

LC. 19:1 a 10

Ainda dentro do contexto que envolve o homem da árvore, Jesus se comporta de maneira divergente em relação a seus seguidores. Mesmo havendo a possibilidade de prolongar, por inúmeras linhas, as lições aprendidas através do encontro entre o publicano e Jesus, acredito que bastará apenas um breve comentário, destacando aspectos que se relacionam com o assunto tratado desde o início desta leitura.

O comportamento de Jesus denota que Ele não se preocupou com a opinião das pessoas que estavam ao seu redor. Muito mais do que isso, buscava solucionar os problemas e atender às suas necessidades. Sendo assim, agiu com espontaneidade, e não agradou a todos. Tudo isso com o objetivo de atender seu propósito de salvar a humanidade.

Zaqueu possuía características socioeconômicas que por si só poderiam destacá-lo, no entanto subiu numa "árvore brava", ou seja, imponente, para atrair a atenção do Mestre. Reiterando o que foi dito, a árvore, mesmo tendo a condição de causar impacto devido a sua robustez, ainda assim não conseguiu ofuscar o brilho do olhar de um homem transformado pelo sentimento de ternura, amor e retidão. Quando Jesus olhou para Zaqueu, imediatamente o publicano desistiu da corrupção e se arrependeu das ações maléficas que havia cometido durante anos.

Se Jesus tivesse se preocupado com a opinião alheia e com as críticas dos seus seguidores, não teria dormido na casa de Zaqueu e muito menos teria realizado sua função primordial, que era e continua sendo a salvação.

Portanto, fica esclarecido, que o homem, mesmo tendo uma estrutura mais frágil do que uma árvore, possui valor imensurável. Há casos em que as atitudes a serem tomadas devem ser apressadas, pois o tempo age de maneira diferente em determinadas situações. No caso de Zaqueu, era necessário pressa, pois não havia mais tempo a perder. Foram muitos anos cometendo erros que causaram prejuízos a seus semelhantes. Contudo, ainda assim, só na manhã seguinte resolveu declarar o que seu coração e a sua mente tinham planejado.

Jesus se alegrou com o fato de Zaqueu desistir de enriquecer à custa do dinheiro alheio. Abrir mão das riquezas alheias e mudar de atitude beneficiariam a ele próprio e às várias famílias que foram usurpadas.

Essa história revela que mesmo a imponência de uma figueira brava não sobrepôs o valor de um homem, ainda que esse homem fosse aparentemente pequeno; também nos ensina que, em certos casos, é necessário agir com rapidez, ou seja, num pequeno espaço de tempo.

> Para tudo há uma ocasião certa; há um tempo certo para cada propósito debaixo do céu: Tempo de nascer e tempo de morrer, tempo de

plantar e tempo de arrancar o que se plantou, tempo de matar e tempo de curar, tempo de derrubar e tempo de construir, tempo de chorar e tempo de rir, tempo de prantear e tempo de dançar, tempo de espalhar pedras, e tempo de juntá-las, tempo de abraçar e tempo de se conter, tempo de procurar e tempo de desistir, tempo de guardar tempo de jogar fora, tempo de rasgar e tempo de costurar, tempo de calar e tempo de falar, tempo de amar e tempo de odiar, tempo de lutar e tempo de viver em paz.

ECL. 3:1-8

Mesmo sabendo que as coisas só acontecem no tempo certo, na maioria das vezes essa espera acaba se prolongando por falta de planejamento.

"Se projetares alguma coisa, te sairá bem, e a luz brilhará no teu caminho."

JÓ 22:28

Sugestão

Num caderno novo, comprado exclusivamente para esta função, escreva seu novo projeto de vida. Determine seus objetivos, sua meta, isto é, o tempo necessário para obtenção do que se deseja alcançar. Logo após, escreva os procedimentos organizados que lhe conduzirão ao resultado desejado; busque orientação de pessoas bem-sucedidas na área que pretende atuar; convença as pessoas que torcem pelo seu sucesso a apoiarem-na.

Atenção

- Cada projeto tem sua peculiaridade, admitindo metas de curto, médio e longo prazos. No entanto poderão ocorrer imprevistos capazes de prolongar a espera. Nesse sentido, é sempre bom acrescentar mais 12 ou até 24 meses no prazo das metas de longo prazo;

- Outro aspecto a ser considerado é que na teoria as coisas são bem mais fáceis do que na prática, portanto procure também se fortalecer espiritualmente, renovando a cada dia sua fé;

- É importante assumir o seu real desejo, já que por mais que ele pareça ínfimo aos outros, para você será sempre sublime;

- Verifique, com frequência, se está desenvolvendo corretamente as atividades planejadas, e não deixe de destacar as conquistas, comemorando sempre cada vitória;

- No decorrer do tempo, poderá ser necessário modificar algumas ações, mas não se preocupe, pois todo planejamento é flexível;

- Procure manter sua autoestima sempre elevada e, se possível, junte-se a pessoas que têm os mesmos objetivos.

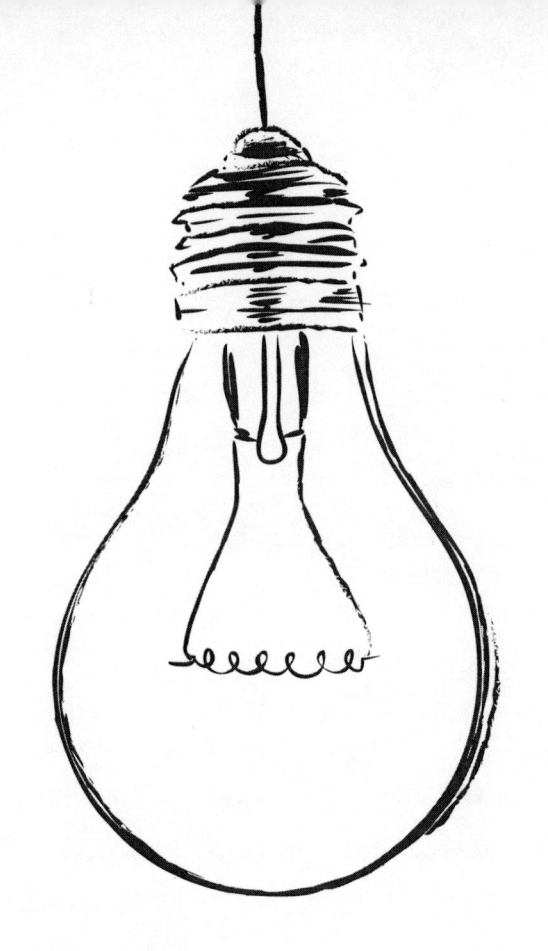

> **LÂMPADA PARA OS MEUS PÊS É A TUA PALAVRA, E LUZ PARA O MEU CAMINHO.**
> Salmo 119:105

V CAPÍTULO

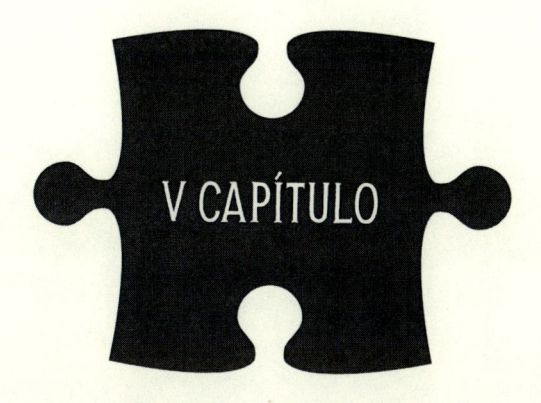

OBSTÁCULOS A SEREM VENCIDOS ATRAVÉS DA FÉ

Desistir da insatisfação de levar uma vida submissa, dependente e sem sentido é, verdadeiramente, tarefa difícil para alguém que se acostumou a ser manipulado pelos outros.

Assumir o controle da própria vida exige autoconhecimento, coragem, responsabilidade e atitude. Desenvolver a prática de olhar para dentro de si mesmo, a fim de extrair a essência e encontrar as virtudes inerentes ao ser humano, é a melhor maneira de se encontrar com o Deus interior.

Fundamentado num conjunto de disposições afetivas, em relação às coisas de ordem moral, intelectual e espiritual, como a valorização pessoal, o bom-senso, a longanimidade e a fé, o indivíduo adquire condições para compreender que até mesmo as dificuldades encontradas na caminhada servem para o fortalecimento da alma.

A prática dessa atitude implica em tomar para si a obrigação de sair da plateia, do anonimato de ser apenas espectador, e assumir o papel de protagonista no espetáculo que denominamos "vida".

É essa capacidade de percepção que retira do próximo a culpa por não conseguirmos atingir os nossos objetivos. Ao passo que essa percepção aumenta, conseguimos agradecer por nos terem proporcionado tamanho crescimento.

Não somente isso,

> [...] mas também nos gloriamos nas tribulações, sabendo que a tribulação produz a paciência; e a paciência, a experiência; e a experiência, a esperança. E a esperança não traz confusão, porquanto o amor de Deus está derramado em nosso coração pelo Espírito Santo que nos foi dado.
>
> **ROM. 5. 1-5**

Agora que estamos nos aproximando da conclusão de tudo que foi apresentado, através dos ensinamentos bíblicos, acredito que aumenta, a cada instante, a crença de que há casos em que a desistência nos leva ao bom êxito. Vimos que desistir de uma atividade, de um relacionamento e de uma posição não significa, necessariamente, fracassar, mas, sim vislumbrar as inúmeras possibilidades de encontrar alegria, conforto, satisfação e realização pessoal a partir de novas vivências.

A proposta aqui apresentada tem como peculiaridades a conscientização de que o homem é um ser sábio e totalmente livre por natureza, capaz de decidir quando e onde deve prosseguir, ou desistir, para dar lugar a novos sonhos e planos, sem se preocupar em ser confundido com um fracassado. Tudo isso é conquistado, à medida que confiamos em nossa capacidade e nos empenhamos, com bastante fé em vivermos de maneira sublime, jamais infimamente.

Quando agimos com bom-senso e convicção, entramos em sintonia com o Criador do Universo, o que nos torna um canal de bênção. Tornar-se vitorioso é, antes de tudo, atender a seus próprios anseios, e para isso é necessário ação.

Mesmo quando esperamos por um milagre, temos que agir. Se ficarmos parados, ou persistindo em algo que não está dando certo, permaneceremos obtendo as mesmas coisas.

É muito importante planejarmos e proferirmos o que se pretende conquistar. Ter fé e ir ao encontro dos propósitos consciente do valor que se tem, enquanto indivíduo abençoado, possuidor de inteligência, de livre-arbítrio etc.

Até as pessoas mais frágeis, debilitadas e doentes, quando seguras do que querem, são capazes de determinar mudanças grandiosas em suas vidas a partir de novos pensamentos e atitudes.

Na maioria das vezes, essa mudança só ocorre quando enfrentamos, com muita coragem, multidões variadas de dificuldades. Contudo, no final, sempre vale a pena!

Por mais difícil que pareça, o segredo é não deixarmos que as tribulações e dificuldades tirem sua atenção no que tange à meta que pretendemos alcançar.

Um exemplo bíblico capaz de provar, claramente, o que acaba de ser afirmado poderá ser visto a seguir:

> E certa mulher que, há doze anos, tinha um fluxo de sangue, e que havia padecido muito com muitos médicos, e despendido tudo quanto tinha, nada lhe aproveitando isso, antes indo a pior; Ouvindo falar de Jesus, veio por detrás, entre a multidão, e tocou na sua veste. Porque dizia: Se tão somente tocar nas suas vestes, sararei. E logo se lhe secou a fonte do seu sangue; e sentiu no seu corpo estar já curada daquele mal. E logo Jesus, conhecendo que a virtude de si mesmo saíra, voltou-se para a multidão, e disse: Quem tocou nas minhas vestes? E disseram-lhe os seus discípulos: Vês que a multidão te aperta, e dizes: Quem me tocou? E ele olhava em redor, para ver a que isto fizera. Então a mulher, que sabia o que lhe tinha acontecido, temendo e tremendo, aproximou-se, e prostrou-se diante dele, e disse-lhe toda a verdade. E ele lhe disse: Filha, a tua fé te salvou; vai em paz, e sê curada deste teu mal.
>
> **LC. 8:43-48**

A história acima se refere a uma mulher desprezada pela sociedade, haja vista que, naquela época, estar no período menstrual significava impureza, por isso as mulheres ficavam num local afastado até que o período terminasse.

A referida mulher se encontrava há 12 anos em situação de desprezo, por isso ela perseverou tanto em seu tratamento com os médicos, acabando por gastar todos os seus bens. No entanto, quando ouviu falar de Jesus e do poder que ele possuía, ela desistiu do tratamento convencional, que há mais de uma década não trazia solução. Com certeza, essa mulher formulou em sua mente a imagem da situação que deveria criar. Ela pensou com tanta fé, que acabou proferindo: "Se tão somente tocar em suas vestes, sararei".

Convicta do que pretendia alcançar, decidiu enfrentar a multidão e receber sua cura.

Observe que, ao ser interrogada por Jesus, ela estava tremendo, isso revela que mesmo sentindo medo, conseguiu enfrentar os obstáculos e vencer.

Atente-se, caro leitor, para um fator significante que é revelado pelo próprio Jesus Cristo: no momento em que desprendeu do seu próprio corpo as virtudes, Ele perguntou, quem havia n'Ele tocado. Sabemos que a onisciência é uma das características do filho de Deus e, por esse motivo, não precisava obter tal resposta. Ao escolher aquela cidade e principalmente aquele local, Ele já sabia o que aconteceria ali: a mulher receberia sua cura.

Ao formular tal pergunta, o contexto nos revela que Ele pretendia esclarecer, entre outras coisas, que há casos em que a multidão é representada pelos próprios seguidores de Jesus, sejam líderes espirituais de diversos credos, sejam familiares, sejam amigos. Mesmo essas pessoas servem de barreira para a concretização de milagres grandiosos na vida de muita gente.

Às vezes, o segredo está em nos ajudarem a desistir. Isso mesmo! Abrir mão de algo, mudar de propósito, mas nem sempre acreditando nessa possibilidade.

Outro aspecto que deve ser considerado é a declaração de Jesus: "Filha, a tua fé te salvou; vai em paz, e sê curada deste teu mal." Essa assertiva demonstra que a fé é a segura razão do ser humano e independe de religião, de dogmas e de representantes da doutrina Cristã. Não afirmo isso no afã de desprezar os conselhos dos líderes supramencionados, pois bem sei sobre a importância e o valor que a religião tem para a sociedade. Contudo eu tenho a obrigação de explicitar que a fé é sinônimo de convicção, certeza plena de que a projeção mental e a palavra proferida têm poder para estabelecer a realidade. É nesse diapasão que o apóstolo Paulo afirma: "Sem fé é impossível agradar a Deus". (Heb. 11:6)

É preciso que cada um assuma sua própria fé. Essa declaração é tão verdadeira, e sua prática tão atual, que a cada dia aumenta o número de igrejas com denominações distintas. Isso demonstra que os próprios líderes religiosos, ao fazerem uma análise profunda de seus propósitos, acabam por atender ao seu chamado, descoberto muitas vezes só depois de muitas décadas. À vista disso, desistem de continuar fazendo parte de denominações tradicionais e partem para a concretização de um novo projeto. Essa atitude revela a coragem de assumir uma nova posição, a partir da evolução que os ensinamentos de Cristo proporcionam ao homem no decorrer do tempo.

Na maioria das vezes, a multidão que encontramos durante nossa caminhada nem sempre sabe que está nos prejudicando. Talvez esse tenha sido o motivo pelo qual Pedro ficou bravo ao ser perguntado por Jesus sobre quem lhe tocara.

Essa passagem denota uma situação personalíssima. Só a própria mulher tinha condições para responder, visto que representava um canal de benção espiritual.

A fé é o fio por onde passa a energia criadora do Universo. Mais um motivo para não culparmos os outros por nos prejudicarem.

A onisciência de Jesus já havia sido demonstrada no segundo capítulo deste livro, quando Simão, em pensamento, reprova a atenção que Ele dispensava a uma prostituta. Da mesma forma, Jesus já sabe o que se passa em sua mente em relação aos projetos que pretende realizar.

Agora que você sabe que Ele está esperando que tome uma atitude, não demore a agir.

Lembre-se que Deus não faz acepção de pessoas. Por esse motivo, há muita gente vitoriosa pelo simples fato de acreditar em si mesma. Afinal, se somos essência da divindade, acreditar em si é acreditar no próprio Deus.

> "Vocês não me escolheram, mas eu os escolhi para irem e darem fruto, fruto que permaneça, a fim de que o Pai lhes conceda o que pedirem em meu nome."
>
> **JO. 15: 16**

Existem milhares e milhares de pessoas com a alma dilacerada há anos, justamente por insistirem em lutar por propósitos que já se perderam durante a caminhada, que não condizem com sua verdadeira missão, com seu verdadeiro chamado. Homens e mulheres vivendo deprimidos por acreditarem que, mesmo não obtendo nenhum resultado, devam permanecer se comportando como crianças obstinadas no mesmo propósito, e, na maioria das vezes, deixando de ascender na vida por acreditarem que mudar é muito arriscado.

Será que vale a pena desistir de algo que lhe atormente para comandar seu próprio destino?

Cabe exclusivamente a cada um de nós escolher e decidir se pretende continuar levando a mesma vida, ou se vale a pena abrir mão dos velhos planos e dar início a um novo projeto.

Vale lembrar que a vitória só é conquistada após uma batalha, e isso requer sacrifício, portanto cada conquista deve ser sempre comemorada. À medida que conquistamos pequenas coisas, nós nos aproximamos dos grandes ideais; e à medida que festejamos nossas conquistas, vivenciamos momentos de felicidade.

Para finalizar, caso ainda haja dúvida a respeito da possibilidade da desistência para encontrar a paz de espírito que tanto você necessita, reflita com carinho sobre a passagem bíblica vivenciada por Jesus e um jovem rico.

Mateus 19:16-24 - O Jovem Rico

16 Eis que alguém se aproximou de Jesus e lhe perguntou: "Mestre, que farei de bom para ter a vida eterna?"

17 Respondeu-lhe Jesus: "Por que você me pergunta sobre o que é bom? Há somente um que é bom. Se você quer entrar na vida, obedeça aos mandamentos".

18 "Quais?", perguntou ele.

Jesus respondeu: "'Não matarás, não adulterarás, não furtarás, não darás falso testemunho, 19 honra teu pai e tua mãe'e 'Amarás o teu próximo como a ti mesmo".

20 Disse-lhe o jovem: "A tudo isso tenho obedecido. O que me falta ainda?"

21 Jesus respondeu: "Se você quer ser perfeito, vá, venda os seus bens e dê o dinheiro aos pobres, e você terá um tesouro nos céus. Depois, venha e siga-me".

22 Ouvindo isso, o jovem afastou-se triste, porque tinha muitas riquezas.

23 Então, Jesus disse aos discípulos: "Digo-lhes a verdade: Dificilmente um rico entrará no Reino dos céus. 24 E lhes digo ainda: É mais fácil passar um camelo pelo fundo de uma agulha do que um rico entrar no Reino de Deus".

Talvez essa última passagem bíblica seja a que mais evidencia a questão da desistência. Jesus sugeriu ao jovem rico que abrisse mão de toda sua riqueza, de todos os seus bens. Como o jovem tinha o coração ligado aos tesouros terrestres, ele não foi capaz de abrir mão de tamanha fortuna. Na vida daquele jovem, sobrava dinheiro, porém faltava-lhe coragem para desistir.

Nesse sentido, reafirmo que desistir pode ser a melhor opção.

Este livro foi composto por letra em Adobe Garamond Pro
12,0/16,0 e impresso em papel Pólen Bold 90g/m².